AF590215

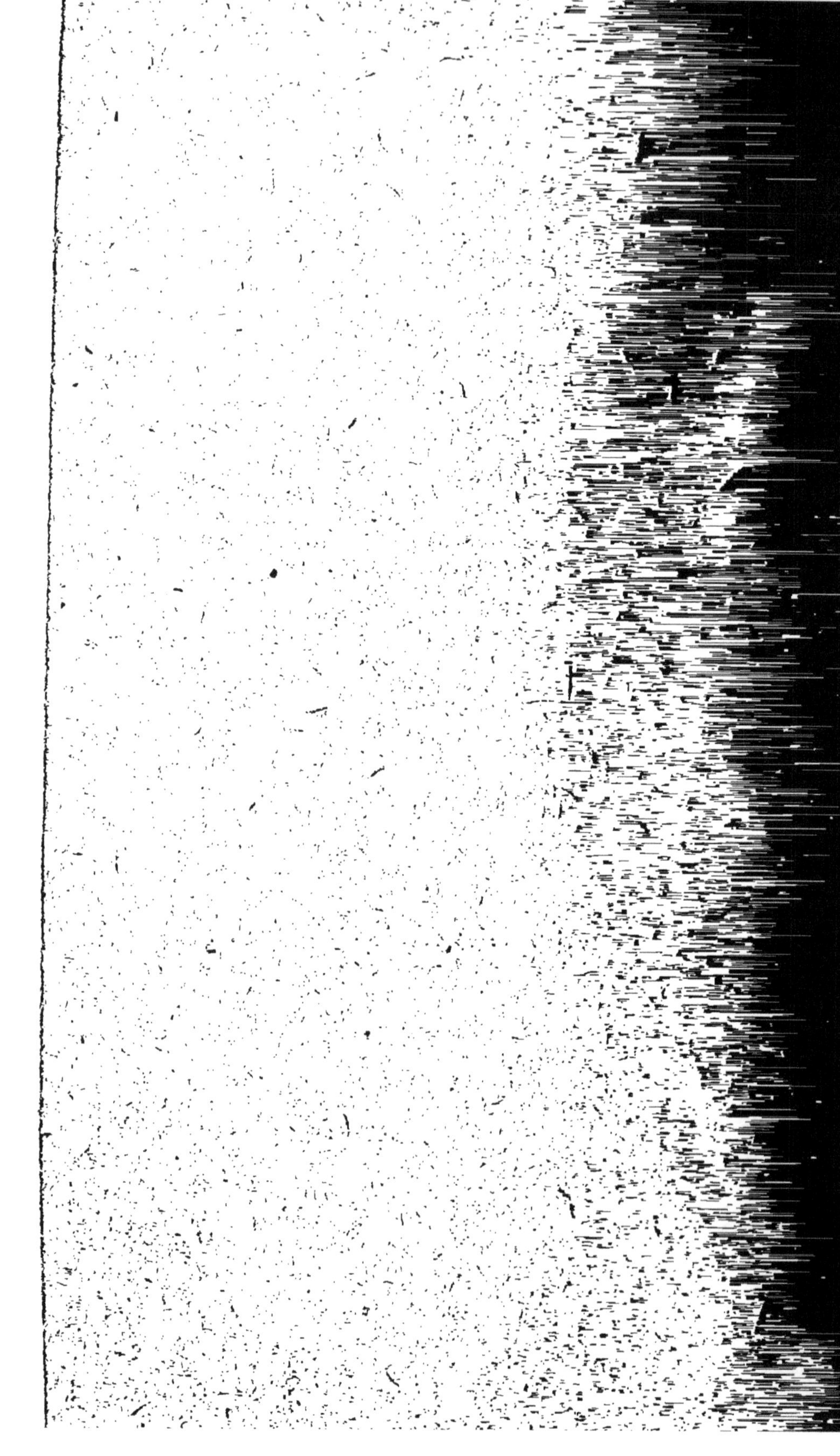

QUELQUES CONSEILS

POUR

Vivre en bonne Santé

CONFÉRENCE

faite le Dimanche 21 Janvier 1912

à la Réunion de LA FRATERNELLE

PAR

M. LE DOCTEUR CARON

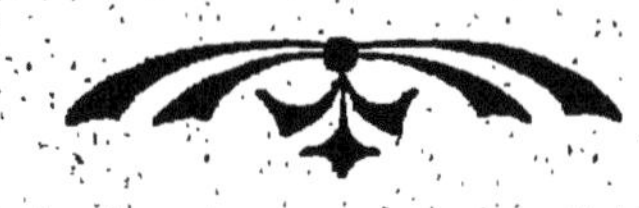

Offert aux Membres de la Société

par M. FOURNIER SARLOVÈZE, président

QUELQUES CONSEILS

POUR

Vivre en bonne Santé

CONFÉRENCE

faite le Dimanche 21 Janvier 1912

à la Réunion de LA FRATERNELLE

PAR

M. LE DOCTEUR CARON

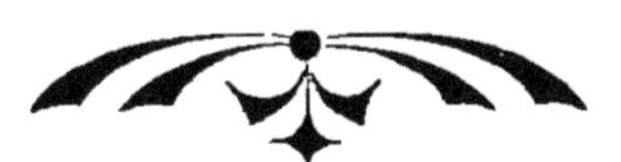

Offert aux Membres de la Société

par M. FOURNIER SARLOVÈZE, président

QUELQUES CONSEILS

POUR

Vivre en bonne Santé

C'est une des grandes vérités qu'il n'est pas de bonheur possible sans la santé et pourtant, entraînés dans le tourbillon de la vie moderne, nous allons chercher ce bonheur dans des jouissances factices, parce que passagères, non seulement sans souci, mais encore pour le plus grand détriment de cette santé indispensable pour goûter des joies vraies, des joies saines et durables.

Le fond de toute religion est formé de principes d'hygiène, de recommandations et d'exhortations pour le bon entretien de notre corps et conséquemment pour la bonne conservation de la race : les disciples de Mahomet, en particulier, ont, dans le Coran, un véritable recueil d'hygiène adapté aux besoins, aux nécessités du monde musulman.

Mais si l'homme s'est souvent distrait de l'observance des règles religieuses, il ne doit pas néanmoins oublier que la santé est et restera toujours la plus capitale des obligations sociales, car cette santé ne lui appartient pas, mais appartient à la société, dont la prospérité et la force sont faites de la santé de tous.

C'est un devoir absolu de nous défendre contre les maladies héréditaires et de nous préserver de celles que nous pourrions acquérir ; ne le faisant pas, nous commettons un crime de lèse-société. Malades, nous contaminons notre femme, nos enfants, nos voisins, nous semons les germes infectieux autour de nous et plus sournoisement criminels, mais plus dangereux que les plus notoires assassins, nous faisons d'innombrables victimes.

En nous plaçant à un point de vue plus simplement égoïste, nous devons cultiver en nous la santé sans laquelle il n'est pas de lucidité, ni de gaieté d'esprit. Bien portants, nous serons de joyeux compagnons, satisfaits de vivre, répandant le bonheur autour de nous et fiers de faire l'envie des déprimés, des déséquilibrés, des déchus de la vie.

Nous n'aurons pas non plus cette crainte continuelle de la mort qui gâte et abrège l'existence de ceux qui se sentent sous l'empire de la maladie.

L'assurance de vivre en bonne santé, la confiance que nous avons en notre force et l'insouciance de la maladie et de la mort sont, en effet, les meilleurs facteurs de longévité.

Quelles sont donc les conditions, très brièvement énumérées, pour atteindre le vrai bonheur dans la santé.

Une de nos moindres préoccupations est la salubrité du logement : on cherche avant tout à se loger près de son travail, dans un quartier souvent de population trop dense, dans une atmosphère par conséquent viciée, peut-être même dans un local habité précédemment par un locataire atteint d'affection contagieuse.

On prend un appartement mal aéré, mal éclairé,

sans se soucier que l'air, par l'oxygène qu'il contient, est le premier des aliments indispensables à la vie, que le soleil, par ses rayons, est le plus puissant destructeur de microbes : là où n'entre pas le soleil, entre le médecin.

Il ne faut pas, dans ce logement, de rideaux, de tapis, de tentures, nids à poussières, réceptacles pour les microbes, obstacles à l'air et à la lumière. Il faut lutter contre les poussières avec l'eau, non avec le plumeau ; il faut les cueillir pour les détruire et non les chasser pour les passer aux voisins ; c'est le principe d'appareils tout modernes, les aspirateurs de poussières par le vide.

Il ne faut tolérer chez soi aucun insecte : la mouche, après s'être posée sur les déjections de typhiques, vient souiller nos aliments de germes qui engendreront la fièvre typhoïde ; la punaise, transfusant le sang d'un individu à un autre par sa piqûre, peut inoculer le cancer, la tuberculose ; la puce transmet également la peste du rat à l'homme. Il faut éviter aussi le contact trop intime des animaux domestiques ; le chien, en nous léchant, nous communique le tœnia ou d'autres parasites tels que ceux qui produisent les kystes du foie ; le chat, en nous griffant, peut causer des infections graves.

Le logement aura toujours ses fenêtres grandes ouvertes pendant le jour, entre-bâillées pendant la nuit.

C'est une condition indispensable au bon sommeil dont vous n'abuserez pas. Vous dormirez huit heures par jour et, si vous dormez moins, ne cédez pas à la tentation de dormir après le repas ; ce sommeil-là est la manifestation d'une insuffisance des fonctions digestives ; vous en sortirez souvent avec la migraine. Lisez le soir au lit si vous voulez, à la condition de n'être pas obligé de prendre de fausses positions, de vous contorsionner pour recevoir sur le livre la clarté douteuse d'une lampe trop éloignée.

Si vous voulez récupérer dans un bon sommeil les forces perdues dans la journée et vous approvisionner de toutes celles nécessaires aux travaux du lendemain, avant de vous mettre au lit, restez un quart d'heure devant votre toilette.

Débarrassez-vous de toute souillure par un bon savonnage de la figure et des mains. Frictionnez-vous tout le corps afin de rendre à la peau sa souplesse, et si vous rentrez tard et fatigué de votre travail, ces recommandations deviennent alors absolument indispensables. Ayez un lit sans mollesse, un sommier facilement nettoyable, un bon matelas, une chaude couverture, pas d'édredon qui donne une tiédeur fatigante. Un traversin bien garni de crins permettra de supprimer l'oreiller : les deux meilleures positions pour dormir sont sur le dos ou le côté droit ; le matin, au réveil, ouvrez largement votre fenêtre, faites de bonnes ablutions, prenez un bain, si vous le pouvez.

Dans l'antiquité, où les règles de l'hygiène prenaient une grande place, le bain quotidien, dans toutes les classes, était devenu une nécessité. C'était un grand châtiment que de se voir interdire l'entrée des établissements thermaux ; de nos jours, on punirait de nombreux individus en les trempant tous les matins dans l'eau pendant une demi-heure.

Pourtant, il faudrait bien savoir que nous respirons

presque autant par la peau que par les poumons et qu'en débarrassant les orifices de la peau appelés pores, de toute souillure, grâce aux ablutions et aux frictions, nous facilitons cette respiration cutanée et augmentons ainsi la quantité d'oxygène absorbé. Une autre propriété de la peau non guère moins importante est d'éliminer par la sueur une grande quantité de poisons qui sont les déchets résultant des combustions produites par le travail de la machine humaine.

Cette élimination de produits excessivement toxiques est aussi indispensable pour le bon état de l'organisme que l'est l'élimination des urines grâce au bon fonctionnement des reins.

Il faut donc faciliter ces deux grandes fonctions de la peau : la respiration et la sudation, en maintenant notre corps en état de grande propreté et en nous couvrant de vêtements hygiéniques.

Le vêtement doit être ample, léger, il doit servir à nous protéger plutôt contre le refroidissement que contre le froid même: plus nous nous couvrons, plus nous devenons frileux ; il faut savoir s'accoutumer du froid. C'est le meilleur moyen de n'en jamais souffrir. On lutte contre le froid par les exercices physiques et l'hydrothérapie. Il est facile à tous, le matin, de faire quelques mouvements de gymnastique respiratoire et des ablutions froides. La réaction qui s'en suit, résultant d'un afflux du sang sur toute la surface du corps, produit vite un parfait bien-être de chaleur.

La toilette du matin ainsi terminée, ayant pris soin qu'elle ne consiste pas dans la manifestation de signes trop extérieurs et incomplets de la propreté, il faudra alors nous occuper de nettoyer notre corps autrement qu'à la surface. C'est le moment de faire un lessivage complet de tous nos tissus : il faut faire disparaître l'encrassement provenant de l'accumulation dans les parties les plus profondes de notre individu des produits de combustion non ou mal brûlés, véritables scories du corps humain.

Notre organisme a été en effet depuis longtemps assimilé à une machine à vapeur. Le charbon en est fourni par les aliments, l'eau par les boissons. La combustion des aliments et des liquides, entraînés après la digestion par le courant sanguin jusque dans les trames les plus intimes de nos tissus, s'effectue en présence de l'oxygène de l'air absorbé par le poumon et la peau ; la chaleur qui se dégage de ces combinaisons est capable de produire du travail et ce travail en s'effectuant activera la combustion.

Si nous donnons à notre machine, ce qui arrive trop souvent, du mauvais charbon sous forme d'aliments qui n'ont d'alimentaire que le nom, ou si nous lui en fournissons plus qu'elle ne peut en brûler, il arrivera que cette machine, si merveilleuse qu'elle soit, s'imprégnera de produits impossibles à brûler à cause de leur mauvaise qualité ou de produits incomplètement brûlés soit à cause de leur trop d'abondance, soit à cause du travail insuffisamment produit pour le bon fonctionnement de la machine.

Cette imprégnation des tissus par les produits de la digestion non brûlés leur fera perdre leur souplesse : nos artères deviendront dures, scléreuses ; les surfaces polies de nos articulations qui permettent une si merveilleuse mobilité deviendront rugueuses : ce sera pour nous l'artério-sclérose, le rhumatisme, la goutte. Des pierres appelées calculs se formeront dans le foie, le rein : ce seront les coliques hépathiques, néphrétiques, si terriblement douloureuses. Enfin, la mauvaise circulation du sang due à la sclérose des artères amènera des troubles diversement variés dans tous les organes qui feront d'un homme de 45 ans un pitoyable vieillard, offrant l'ensemble complet de toutes les lésions qu'on réunit sous le terme général d'arthritisme.

Comment remédier à cet encrassement, à cette rouille de nos tissus.

Tous les matins, après un bon nettoyage de la bouche, que l'on aura déjà fait la veille avant de se coucher : brossage des dents au savon ordinaire et rinçage avec de l'eau oxygénée diluée six fois, prendre 2 à 3 grands verres d'eau absolument pure. Cette eau, prise à jeun, ne séjourne pas dans l'estomac, elle est presque immédiatement absorbée et passe dans le sang qu'elle dilue et lave ; le sang baignant tous nos organes, elle produit ainsi un véritable lessivage de tous nos tissus et filtre bientôt à travers le rein et la peau, entraînant avec elle de nombreux poisons.

Il ne faut prendre d'eau qu'à grand intervalle des repas. Il ne faut pas ou presque pas en boire aux repas : les liquides diluent les sucs digestifs, diminuent ainsi leur activité et ralentissent la digestion. Imitez les Japonais, qui absorbent entre les repas de grandes quantités de liquides sans prendre à table aucune boisson ; il est plus facile de s'astreindre à ce régime que de s'habituer aux longues souffrances qu'ont à supporter les dilatés de l'estomac.

L'eau que vous prendrez sera bouillie, en temps

d'épidémie additionnée de très peu de jus de citron pour redissoudre les sels de chaux qui se sont précipités par l'ébullition et dont le pouvoir nutritif est tel que l'on ne doit pas les laisser au fond de la casserole. Elle sera ensuite filtrée pour être aérée et sera rendue ainsi moins indigeste.

Mais avant de songer à lutter contre l'encrassement des tissus par le régime de l'eau, quelles règles à observer pour s'en préserver ?

Ce sont les règles qui doivent présider à notre alimentation.

Mangeons peu et ayons une nourriture très simple, très saine. Nous mangeons trop. Montesquieu a dit : « Le dîner tue la moitié de Paris, le souper l'autre moitié ». On peut faire trois parts de ce que nous mangeons : la première correspond aux besoins de notre organisme, la deuxième est pour les gourmands, la troisième pour le médecin.

Restez sur votre appétit, vous vous sentirez l'intelligence plus vive, le corps plus souple.

Mastiquez longuement les aliments ; en même temps que vous les diviserez complètement, vous les imprégnerez de salive, dont le pouvoir digestif est au moins égal à celui du suc gastrique.

Les Américains prennent grand soin de cette pratique et ils s'attachent à avoir toujours en parfait état un bon système dentaire, sans lequel il n'est pas de bonne mastication, par conséquent de bonne salivation et de bonne digestion.

Mangeons de la viande seulement à midi, jamais de viandes faisandées ou de conserve : vous avez vu à Berlin, il y a quelques semaines, quels terribles accidents pouvait produire l'ingestion de viandes avariées.

Méfiez-vous de l'alimentation carnée — soyez végétariens — mais ne prenez pas de fruits ou de légumes crus qui n'aient été copieusement lavés à l'eau bouillie.

Dans l'antiquité, les athlètes se nourrissaient uniquement de pain et de figues. Il y a peu d'années que l'alimentation du paysan consistait surtout en bonnes soupes au lard : hélas, ces immenses soupières dont le fumet exquis s'exhalait par toute la maisonnée ont disparu devant le rôti bourgeois. Le paysan, qui mangeait de la viande une fois par semaine, en mange maintenant tous les jours. Autrefois, quand il venait à la ville, il était fier de sa bonne mine, de sa face resplendissante de santé et de joie : il regardait d'un œil plein de pitié le profil émacié du citadin ; actuellement l'ouvrier des champs ne se reconnaît plus de l'ouvrier d'usine, et quand le paysan vient à la ville il entre souvent chez le médecin demander quelques soulagements à ses maux. L'humble paysan et le modeste ouvrier ont voulu l'égalité avec le riche devant la table : ils ont créé la crise sur la cherté des vivres, dont ils sont maintenant, à cause des habitudes prises, les premiers à souffrir, et ils ont gagné, juste retour, l'égalité devant la maladie et la sénilité précoce.

N'ayez pas honte de manger du pain bis, c'est le meilleur, le plus nourrissant. Il est fait avec de la farine non blutée, c'est-à-dire avec le grain de blé non débarrassé de ses enveloppes qui donnent le son et qui contiennent des sels de chaux très fortifiants. Le pain blanc est moins nutritif et produit de la constipation, cause des plus tenaces maladies

Salez vos aliments sans excès.

Le sel employé en trop grande quantité est défavorable aux arthritiques.

Sucrez-les également sans excès.

Le sucre n'est utile qu'à ceux qui produisent beaucoup de travail mécanique : chez l'homme de bureau il développe l'obésité.

Buvez un demi-verre d'eau en mangeant et, à la fin du repas, un quart de verre de vin : le vin est un excellent tonique à la condition d'en boire très peu et de pouvoir ainsi le payer très cher.

Restez trois quarts d'heure, une heure à table. Mangeant lentement, vous vous préparez une digestion facile, une assimilation complète des aliments ingérés : vous n'aurez pas perdu votre temps, car vous pourrez vous remettre de suite à l'ouvrage, l'esprit dispos et les muscles pleins de vigueur pour le bon travail.

Après votre repas, il est inutile de prendre du café sous le fallacieux prétexte de faciliter la digestion : là encore nous nous trouvons en présence d'une mauvaise habitude qui est devenue un néfaste besoin.

Ne vous croyez pas non plus obligé de fumer une cigarette, le tabac est un poison dangereux ; il obscurcit la pensée, éteint la mémoire : c'est un stupéfiant du cerveau. Il irrite la gorge et porte à la consommation des liqueurs fortes. Enfin, il agit sur les muscles, en particulier sur la fibre musculaire du cœur, en produisant une affection très douloureuse : l'angine de poitrine.

Certes, il faut en consommer une certaine dose journalière pour arriver à de tels effets, mais quand on fait l'emploi des narcotiques, on ne peut prévoir à quel entraînement on peut se laisser aller : ces poisons développent chez certains individus de telles passions qu'il nous faudrait tous savoir éviter l'usage du tabac, comme on doit craindre l'emploi d'une dose même infime de morphine.

Est-il besoin de vous répéter qu'il faut surtout et avant tout proscrire complètement l'usage de l'alcool. Les thèses soutenues contre l'alcoolisme, sans aucun succès, d'ailleurs, sont trop connues pour qu'on ait encore la courageuse naïveté de rééditer une nouvelle tentative.

Rappelez-vous seulement que l'alcool est un trompe-la-misère, un trompe-la-faim.

Le jour où les notions d'hygiène auront profondément pénétré dans l'esprit du peuple, la consommation de l'alcool diminuera ; car l'ouvrier sera plus heureux, vivant alors en meilleure santé, et ainsi plus parcimonieux de sa vie, il saura économiser, avec ses forces et son intelligence, son argent, et permettra ainsi à sa femme de lui faire une cuisine saine, agréable, quoique bon marché.

Alors aussi, les ouvriers enverront leurs femmes et leurs filles dans les écoles ménagères qui ont eu jusqu'ici si peu de succès, et celles-ci deviendront dignes et capables de ravir leurs hommes à l'assommoir.

Nous savons comment nous alimenter, comment nous reposer ; comment devons-nous, maintenant, travailler.

Et d'abord le travail est une nécessité absolue pour

le bon entretien de nos tissus ; nous avons vu que sans le travail, sans la dépense de la chaleur produite par la combustion de l'aliment-charbon, il se formait un encrassement, une sclérose des tissus.

Le travail est donc de toute première utilité pour la santé. Il active l'élimination des déchets par la respiration plus intense, la sudation et l'augmentation des urines pendant l'exercice. En un mot, il active les échanges entre le milieu extérieur et nos organes.

L'homme qui, par sa situation de fortune, n'a pas de métier, se livre à des exercices d'agrément qu'on nomme sports, parfois si violents que bon nombre d'ouvriers, qui geignent sur la tâche quotidienne, se révolteraient peut-être s'il leur fallait alors effectuer la moitié du travail que font ces fortunés de la vie pour se conserver une bonne santé. C'est une émanation de certaines doctrines que de considérer le travail comme avilissant ; le travail est bien au contraire tout ce qu'il y a de plus noble.

N'est vraiment digne et heureux de vivre que le travailleur laborieux ; l'oisif, le paresseux, a vite versé dans le vice, dans l'alcoolisme, et toutes les basses passions qui en font un être malfaisant, vite rejeté hors la société.

Il faut aimer le travail, d'autant que la journée de huit heures, généralement admise, ne rappelle en rien l'esclavage.

Le travailleur a ainsi de nombreux loisirs S'il travaille de ses mains, il se reposera en faisant travailler son cerveau, et, s'il travaille du cerveau, il se reposera en s'occupant de travaux manuels.

Celui qui aime son travail vit forcément en bonne

santé ; mais pour aimer son travail, il faut un travail qui plaise.

Aussi, jeunes gens, quand vous choisirez un métier, prenez tout le temps de la réflexion, étudiez bien la voie dans laquelle vous allez vous engager, prenez conseils auprès de gens sérieux et expérimentés, analysez aussi bien que vous le pourrez vos aptitudes physiques et intellectuelles, ne vous laissez pas influencer par des considérations de famille.

Si, malgré toutes ces précautions, vous avez fait fausse route, n'hésitez pas à faire marche en arrière.

Ce choix d'une profession est l'acte le plus important de la vie.

Si vous vous aiguillez mal, vous deviendrez vite des dépités, des découragés, des aigris de la vie. Votre santé s'en ressentira, en sera profondément altérée, et vous chasserez le bonheur de votre foyer.

Si vous prenez la décision ferme et durable de suivre ces trop brefs conseils, non seulement vous serez heureux de vivre et vous sèmerez le bonheur autour de vous, mais encore vous vivrez vieux.

Vieux, non pas de cette vieillesse dont s'effraient tous ceux qui sentent au terme de leur existence arriver l'échéance à payer des écarts de régime, des excès de toutes sortes dont ils ne se sont jamais privés, mais vous parviendrez à un âge très avancé, sans infirmité, avec toute votre lucidité d'esprit, fermes et vaillants, et vous serez heureux d'entendre dire autour de vous : « Quel beau vieillard ! »

Les Anciens comprenaient qu'il fallait admirer et respecter ces robustes vieillards qui, arrivés à l'âge où tous les vices, toutes les passions de la jeunesse se traduisent par de misérables infirmités, montraient par l'excellent état de leur santé et la clairvoyance de leur esprit, quelles avaient toujours été la pureté et la dignité de leurs mœurs.

De tels vieillards entrent sans heurt, sans souffrance, dans l'éternel sommeil, lorsque s'épuisent naturellement les dernières ressources de l'organisme qu'ils ont toujours épargné.

Ce doux, ce calme déclin de la vie, auréolé par l'affection admirative des siens, doit nous encourager à vivre dignement et ponctuellement, suivant les impérissables principes de la grande loi sociale qu'est l'hygiène.

Dr CARON.

Janvier 1912.

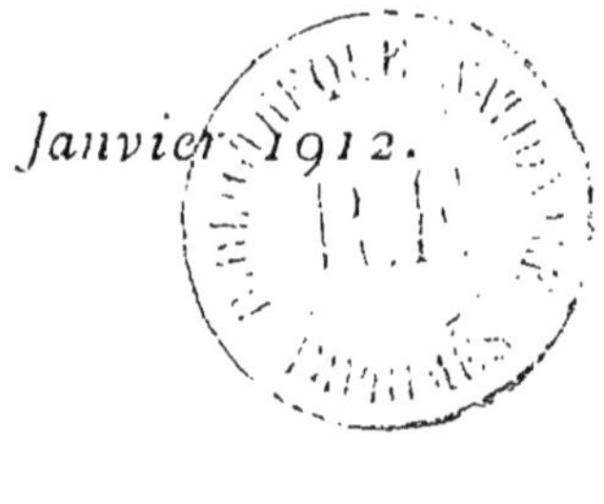

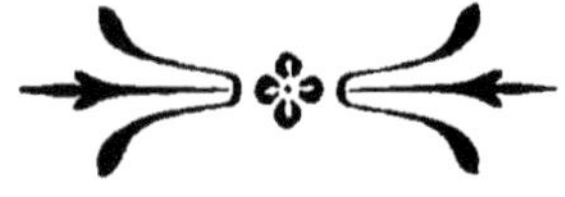

3393 Compiègne. — Imp. du Progrès de l'Oise

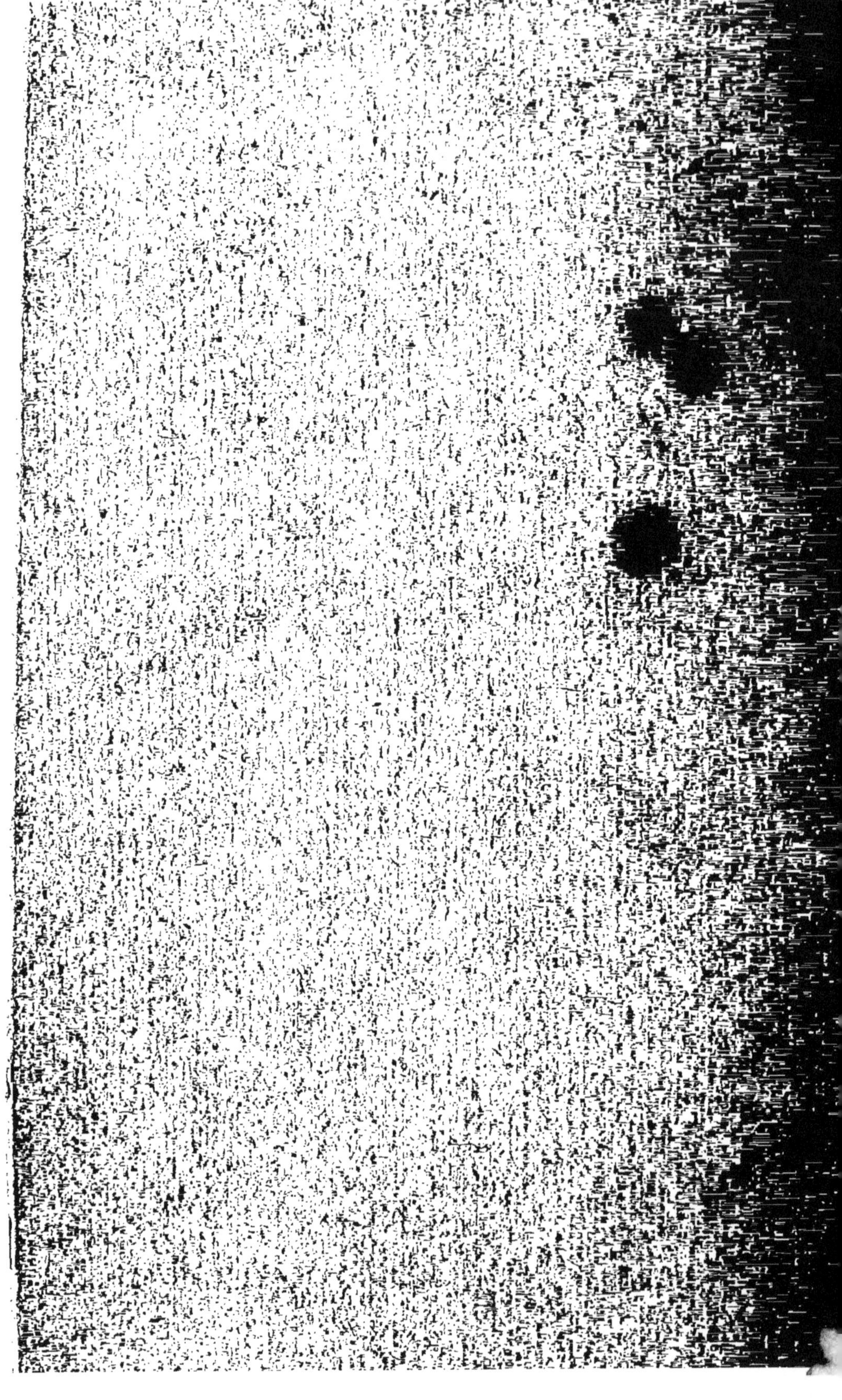

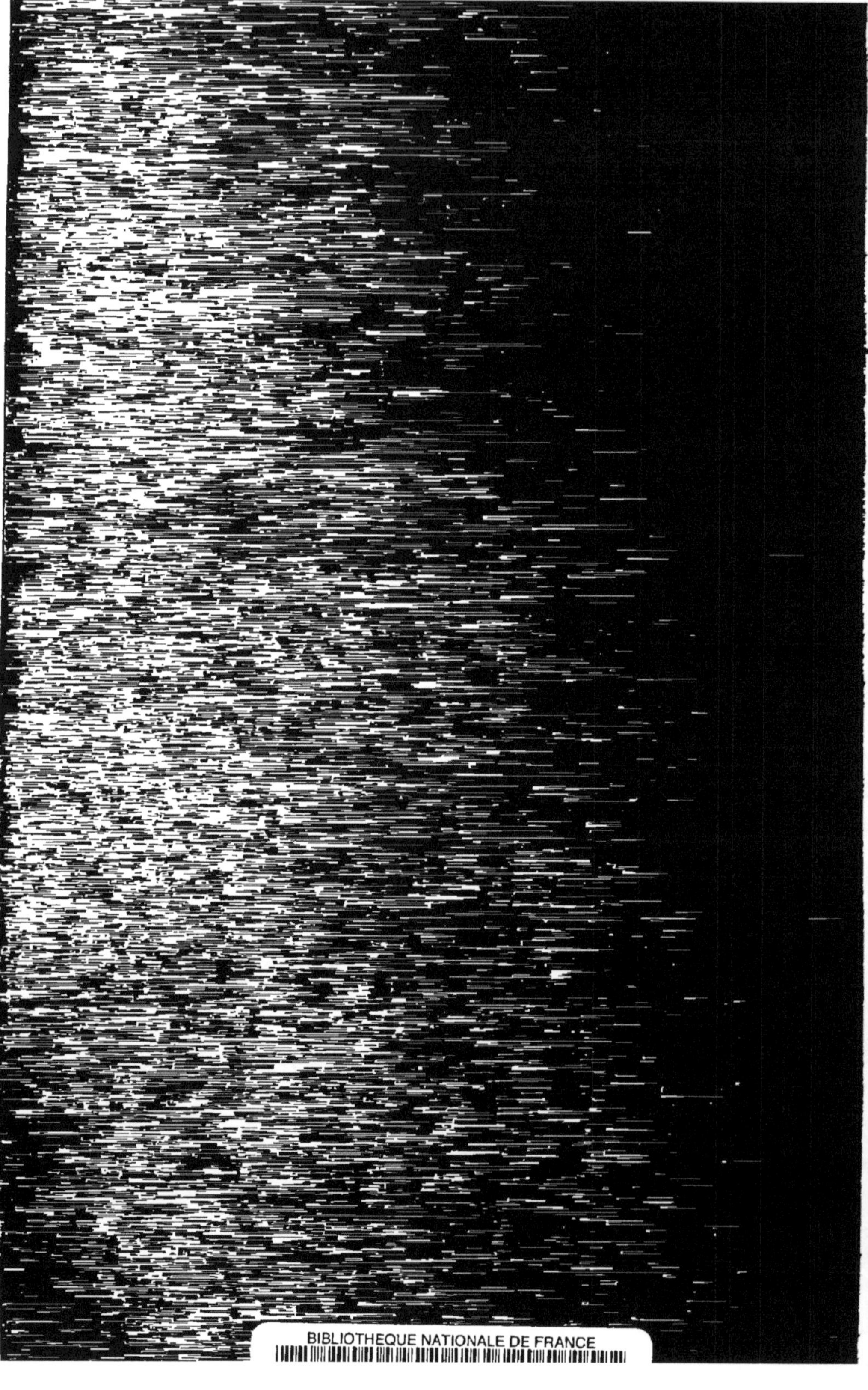

www.ingramcontent.com/pod-product-compliance
Ingram Content Group UK Ltd.
Pitfield, Milton Keynes, MK11 3LW, UK
UKHW020408250726
13967UKWH00006B/2537